Yrvoix.

—

Rapport Sur un Cas
e Typhus Cholérique.

A. 1838.

Td 57/153

Rapport Historique

UN CAS DE TYPHUS-CHOLÉRIQUE,

DÉVELOPPÉ

Dans la famille de Jean Martin, propriétaire à Lavallade-Magnac-sur-Touvre, le 29 Septembre dernier,

Accompagné de la Nécropsie d'un des individus, qui a été enlevé dans les 28 heures d'invasion,

Suivi d'Observations d'Hygiène publique ;

Par J.-A. YRVOIX, Docteur en Médecine,

CITOYEN D'ANGOULÊME.

En exposant les faits, on démontre les causes ; en disant comme de Lévis : « Le temps use l'erreur et polit la vérité. »

DE L'IMPRIMERIE DE REYNAUD, RUE SAINT-PIERRE, N° 46.

1838.

à

Mes Honorés Confrères,

Estime et haute appréciation de leurs lumières

médicales, etc.;

à

Messieurs les Administrateurs et Maires

du Département de la Charente,

Respect et Dévoûment pour la Chose publique.

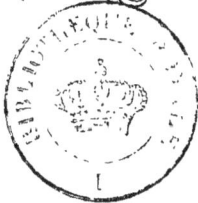

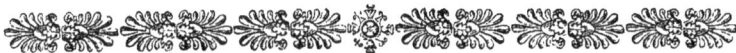

AVANT-PROPOS

DISGRESSIONS PRÉLIMINAIRES.

Le *typhus*, est une maladie grave, sous le rapport de sa spécialité et de ses nombreuses complications. Bien plus fréquent qu'on se l'imagine, dans les insalubres demeures de quelques-unes de nos campagnes indigentes; mais moins inquiétant et redoutable en général, dans nos contrées, que dans les prisons, les vaisseaux, les ambulances resserrées, les hôpitaux, les champs de bataille et les garnisons surchargées, etc., etc.

Lorsque le *typhus*, est associé en *choléra-morbus*, intense, on a tout à craindre dès son invasion; surtout, si elle est tolérée ou méconnue. La médecine active ou militaire est appelée là, à exercer sa puissance et quelquefois son triomphe.

En thèse générale, on se fait illusion des effets meurtriers du *choléra-morbus*; dans l'Inde, il est vrai, il emporte assez rapidement ceux qui en sont atteints; mais dans nos climats, son action délétère n'est plus la même; elle est mitigée ou affaiblie sous notre horizon tempéré.

L'expression étymologique du *choléra-morbus*, pour quelques personnes pusillanimes, est épouvantable et sidérante; elle suggère idéalement et par avance, l'image d'une mort assurée; elle anticipe sur l'état physiologique de l'homme, elle le livre à l'anxiété, l'accable, et l'électrise morbidement, surtout durant les phases d'une épidémie régnante, rien ne la console, ne l'aguerrit, que sa translation, sur un sol étranger, au foyer du mal, encore a-t-il souvent le cœur à la torture et fatigué par la déchirante appréhension ! le traitement prophylactique, pour l'homme faible, très-susceptible de crainte, ne doit consister, que dans l'emploi méthodique et coordonné, des secours moraux ; ce serait déroger pleinement aux principes de l'art, que de lui formuler un traitement médicamenteux quelconque.

Ce terme de *choléra-morbus*, est usagé en France, depuis l'importation nouvelle de ce terrible fléau, et d'une manière générique ; on ne veut pas s'imaginer, les nuances indélébiles des deux *choléras*, l'un, est l'asiatique, qui cadavérise spontanément celui qui en est atteint, arrive et se développe seul sur l'homme, qu'il terrasse sur le champ même ; l'autre, au contraire, n'apparaît souvent qu'en société ou en commandite, sous les zones tempérées, c'est le *choléra-morbus* indigène et sparadique ; celui aujourd'hui que nous observons généralement, et complique, tant de maladie de la même nature, sous nos yeux.

Nous devons regretter unanimement que la nomenclature médicale, n'ait pas été à ces époques de calamités, plus aidée de nos innovateurs, pour désigner le fléau asiatique, par un nom différent à celui de notre *choléra-morbus* européen ; l'humanité eut appréciée une telle bienveillance, et eût été moins alarmée ; ainsi, il était loisible alors, d'emprunter au vocabulaire arabe, chez nos frères d'outremer, bientôt, le mot *heida*, qui exprime synonymement *choléra-indien*.

Les plus légers vomissements, des déjections alvines désordonnées ou de super-sécrétions biliaires par les voies bucco-intestinales, accompagnées de douleurs, de tenesme quelconque, désorientent l'esprit des timorés, jettent la terreur, popularisent ses suites accablantes et désastreuses, portent le vulgaire à arborer partout le drapeau de la peur et à être l'écho du désespoir chez ses concitoyens ; mais le peuple lui-même, serait-il assez étourdi, assez aveugle, assez insensé, pour donner audience à de tels rapports, à des récits si fugaces et dénués de toute vraisemblance ; ne sait-il pas qu'une couleur ne peut suffire à achever un tableau ; un témoin à faire rendre un jugement équitable ; par conséquent, un signe à caractériser une maladie !

Ces éjections inopinées arrivant, *ex abrupto,* comme une tempête morbide chez l'homme en état, bien physiologique, bouleverse l'ordre harmonique de ses fonctions, l'effraie, le morfond, le stupéfait pour un instant; il ne voit pas qu'un trouble insensible chez lui, un désordre occulte, sont les signes quelquefois précurseurs et souvent avantageux d'une maladie latente; que la nature, toujours sage dans ses opérations bienveillantes, cherche à réactionner, à rejeter au dehors du corps, les impurétés qui l'oppressent, enraient ses mouvements, lesquelles après un séjour plus prolongé deviendraient, peut-être, des désordres insurmontables et un levain mortel.

Ces éjections sont donc, dans la plus part des cas, des bénéfices de nature : souvent le début des fièvres bilieuses. *Tissot,* méningo-gastriques ; illustre *Pinel,* ou du *choléra-morbus* sparadique, désigné par identité, sous le nom de *cholérine;* ces effluves légitimes et naturels, ne demandent pour toute médication, qu'à être aidés et protégés, dans leur intervention, non comprimés, encore moins supprimés, par des secours hétérogènes à leurs essentialités.

La maladie, annoncée par ces préludes minimes, ou de nulle valeur, fort souvent, ne serait rien, si l'esprit était sage, rassuré et tranquille; car la gravité ne se développe toujours, que sous les désordres de l'âme ; néanmoins, ce n'est pas une raison, pour ne pas bannir ses écarts et ne s'en référer diligemment aux lumières de son médecin.

Ce n'est pas depuis l'ère 1832, qu'on doit reconnaître l'existence du *choléra-morbus;* dans nos climats, c'est depuis la naissance du monde; il y a des contrées, des saisons, certaines variations atmosphériques, des qualités d'aliment, qui favorisent sa subite apparition ; mais il ne faut pas prendre pour *choléra-morbus,* le travail d'une indigestion ordinaire, qui ne réclame d'autres secours, qu'une diète momentanée et une boisson délayante légèrement aromatique.

Par exemple, cette transition irréfléchie du chaud au froid, l'abandon inconsidéré des vêtements lourds, pour des vêtements extrêmement légers; un régime végétal, trop aqueux et laxatif; une boisson mal fermentée, l'inquiétude, mariée à l'incurie domestique, ajoutent aux causes premières, en apportant une sur-acuité redoutable.

Il faut croire aujourd'hui, ce qu'on aurait dû bien croire hier, qu'en s'attachant à observer et suivre implicitement toutes les règles de l'hygiène, sous le rapport bien salutaire :

1° De la salubrité de l'air respiré : *intrà vel extrà domum;*

2° Des vêtements appropriés, non à la saison, mais à la rigueur des températures des jours et des nuits;

3° Du travail, des occupations et des promenades en plein air, dans des endroits récréatifs et de l'équitation modérée même;

4° D'une alimentation, bien compensée et en harmonie avec les antidotes de l'épidémie;

5° Des évacuations corporelles, relativement à ne pas endurer de constipation prolongée et opiniâtre, de ne tenter ou de supporter aucune suppression perspiratoire et de respecter les flux naturels;

6° De se distraire, de s'égayer, en ne donnant aucun accès à la frayeur, à cette sensation qui prédispose, une des premières, à la contagion.

Par cette observance rigoureuse, on se garera efficacement de ce fléau de l'esprit, plus tôt que du corps; au surplus l'expérience, a dit *Arétée,* est un grand maître, et le bon ouvrier, ajoute le proverbe, celui qui se fait juger par ses œuvres......

§ Iᵉʳ.

Fait historique.

Depuis plusieurs jours, les membres de la famille *Martin,* sans être essentiellement malades, se sentirent, quoiqu'ardents encore au travail habituel, quelque chose d'inaccoutumé dans leur individualité respective; des vertiges, un certain désordre dans les organes de la locomation, des lassitudes capricieuses, ne les empêchèrent pas de poursuivre leurs occupations agricoles et d'usage.

Plongés dans cet état d'incubation et l'appétit un peu augmenté, surtout devenu insatiable pour le plus jeune des *Martin,* ne troubla pas, chez eux, la grande satisfaction de continuer à jouir, en apparence, d'une santé assurée et vigoureuse : cette répartition consolatrice, fut générale, puisqu'ils s'abandonnèrent tous à cette perfide illusion, à ces préludes insidieux.

Le jeune *Martin,* âgé à peu-près de 18 ans, d'une constitution physique assez favorable, était naturellement fort mangeur, mais pas aussi *vaillant* à l'ouvrage rustique, que son consort.

Le 28 septembre dernier, celui-ci et son frère, excédés de fatigues et du besoin impérieux de récupérer leurs forces, rentrèrent dès le déclin du jour, au gîte paternel. Leur bonne mère, toujours la main à l'œuvre pour ses chers enfants, avait avec soin, resté en cuisine, y préparer une copieuse soupe aux choux; tout était prêt pour recevoir ses hôtes, réunis en famille; on se mit à table et le mets favori, fut partagé en communauté.

Il paraît que le jeune *Martin,* étant plus affamé, doubla la mise, en surchargeant sa cote-part de ce potage tout villageois. Après le repas du soir satisfait, chacun renonça à la veillée d'usage, pour se livrer aux douceurs du sommeil : la nuit fut bonne et heureuse pour tous, puisqu'au lever matinal de l'aurore, les deux frères *Martin* sautèrent en place, s'habillèrent, se prémunirent de leurs instruments aratoires, et se rendirent à l'ouvrage journalier.

A peine ces deux ouvriers sont-ils l'un et l'autre en devoir, au milieu de leurs occupations, qu'ils éprouvent les épreintes d'une colique affreuse.... ne pouvant surmonter cette indisposition, qu'ils croient passagère, ils se hâtent de revenir à leur domicile, implorer le secours de la bienfaisance maternelle : quelle perplexité, quelle surprise, quelle consternation, hélas! de voir, sous le toit de l'hospitalité domestique, le même état de souffrance et d'anxiété, partagé par leur bonne mère et sa bru, femme de l'un de ces derniers, se comprimant le ventre, pour alléger le tenesme perturbateur, le flux biliaire alvin; ce malaise général, cherchant une attitude pour calmer ses nausées continuelles, ses besoins involontaires de rejeter l'hôte incommode (ces prétendus choux importuns), les arrivants se mettent à l'unisson de ces désordres, de ces souffrances intolérables, ils se plongent dans leurs lits, auprès des premiers malades, se lamentent, s'inquiètent en société obéissant non à se rendre compte de leurs mutuelles et atroces douleurs, mais à vomir démesurément, à chasser par des selles fréquentes et désordonnées, accompagnées de spasmes abdominaux continuels, de crampes et de douleurs dans les membres, de céphalalgie aigue, des matières stercorales infectes, liquides, noires, jaunes, vertes, sanguinolentes, pultacées des vers lombrics, morts et vivants, *des reclures* de chair, rapporte le vénérable vieillard, chef du logis, qui remplissait avec grand courage et religieux dévoûment, les devoirs d'un infirmier zélé, auprès de ses malades, accablés, abattus et anéantis adynamiquement, occupé sans cesse aux courses du dehors, aux corvées du dedans, à recevoir et à transporter *extrà domum,* tous ces débordements empyreumatiques, séjournent toujours trop longtemps, sous le nez des épidémiés, qui, à tour de rôle, s'efforçaient à les déposer dans un immense vase de cuivre : ces malheureux, en guerre ouverte avec le péril, demandaient en prière, à étancher leur soif persécutrice.... La prescription de l'eau froide, leur mit le baume dans le cœur et éteignit insensiblement cette fièvre incendiaire, qui consumait trop rapidement les restes de la vie organique, si on prend en compte, l'étiolement des chairs, le desséchement des tissus, la véritable émaciation marasmatique de tout l'ontologisme, survenus inopinément avant l'expiration des vingt-quatre heures ?

§ II.

Phénomènes observés.

A peine abordâmes-nous, cet asile léthifère, le cœur glacé d'effroi, l'âme brisée de commisération, saisi de frayeur à l'aspect sinistre de ce tableau déchirant, nous rappelant, en abrégé, la scène lacérante des *pestiférés* de *Jaffa,* que nous dirigeâmes nos regards dans ce lieu obscur et empoisonné, pour rechercher avec anxiété, à découvrir les morts des mourants, couchés ensemble et pêle-mêle, dans deux grabats contigus, dans une chambre au rez-de-chaussée, très-humide, rembrunie par la fumée et le temps, peu spacieuse, peu élevée, faiblement éclairée par une croisée basse et étroite, édifiée sur un évier sale et infect : une porte d'entrée dans les mêmes proportions, entourée d'immondices, arrosées journellement d'urine et des produits culinaires croupissant en tas, comme d'usage chez les paysans : des défécations disséminées dans l'étroit rayon de cette habitation malsaine, et desséchées par l'ardeur du soleil, méphytisant déjà l'air du dehors; à la proximité de cette même habitation, sont encore aujourd'hui des étables à brebis, etc.

C'est dans cet ensemble, dans cette unité d'actions, si funestes et impropres à la santé de l'homme, qu'on est fixé sur la nature de cette contagion, pullulant progressivement sous la puissance seule de ces éléments pernicieux et délétères, qui pouvaient sans le secours immédiat de la chimie médicale, devenir un foyer de tourments et de malheurs pour ces très-utiles peuplades rurales, pour cette classe d'hommes travailleurs, si importants à notre agriculture, soumise à tant de vicissitudes, dominée par tant de tribulations, exposée à tant de revers, qui fait seule, incontestablement, par ses labeurs, son industrie combinée, ses fatigues journalières, le bien-être du monde.

Admirons, au sujet de nos bons villageois, ce trait de haute justice royale :

« Un gentilhomme de la maison de Louis XII, avait maltraité un paysan, » le roi en fut instruit, ordonna qu'on retranchât le pain à ce gentilhomme » et qu'on ne lui servît que du vin et de la viande, l'officier s'en étant » plaint au roi, sa majesté lui demanda si le vin et les mets qu'on lui servait » ne lui suffisaient pas, et sur la réponse qu'il lui fit que le pain était l'essen-» tiel; le roi qui s'y attendait, lui dit avec sévérité : eh! pourquoi êtes-vous » donc assez peu raisonnable, pour maltraiter ceux qui vous le mettent à la » main? »

Les paysans, disait l'empereur Napoléon, sont les hommes les plus utiles, sous deux raisons majeures ; 1° Ils font seuls et supportent quasi seuls les frais de la guerre, ce sont de bons soldats acclimatés avec les fatigues, les privations et les intempéries; 2° Ils acquittent presque en masse, les charges de l'état.

Encore, ces laborieux et infatigables cultivateurs, jugés ce qu'ils doivent être par de grands hommes, à peine reçoivent-ils de quelques fiers et misérables citadins, un salut de bienveillance et de gratitude!

§ III.

Inquiétude générale. — Vaine recherche des causes efficientes. — Méphytisme de l'air. — Avantage incontestable des aspersions chlorurées, etc.

Dans cette adversité inopinée, les inquiétudes planent sur mille causes : l'esprit des tributaires voit trop, pour voir assez; il se perd dans le vide et les perplexités : leur voix défaillante est sans expression ; tout sommeille, si ce n'est l'aiguillonnante douleur, cette sentinelle *active,* qui cherche par son acuité assidue à annoncer cet évanouissement des restes de la vie ou à réveiller l'attention du médecin! Les contemplateurs de ces scènes consternatives, se regardent et ne savent sur quoi s'arrêter pour poursuivre une investigation explorative, sans erreur de lieu comme de jugement, tous travaillent et tous se perdent en conjectures!!

Le lendemain 29, jour *néfaste,* nous fûmes appelés auprès de ces infortunés malades, nous ne pûmes nous rendre à ce poste du malheur, à cette résidence de la plus condamnable incurie, que l'après-dinée et un peu tard pour les agonisants. Arrivés dans cet antre de tribulations, encombré d'individus du voisinage. L'odorat nous conduisit à l'appréciation de cette asphyxie miasmatique, qui avait si ostensiblement et profondément altéré l'air vital, respiré avec tant d'anxiété, par ceux mêmes qui combattaient les approches de la mort, comme par les bons voisins, rendus à la hâte, pour eux aussi, payer leur dette à l'humanité chagrinée et compromise : tous s'émulationnaient dans ce laboratoire pathologique : l'empressement y fut digne d'exemple; l'humanité ayant fait loi, les cœurs s'ouvrirent à l'infortune; chacun s'assista et chacun s'aguerrit.

Mais quel sinistre et effroyable tableau, que la peinture des misères et des afflictions humaines! d'entendre le cri du désespoir, le lugubre son de la dernière agonie! de voir ce combat inégal, cet héroïsme morbide, repousser par des convulsions saccadées; le dernier arrêt du Créateur, pour ressaisir le fil de la frêle existence! Oui, lecteur, ce récit n'est pas une fable, tracée à loisir pour fasciner l'esprit public; mais pour appeler l'attention sévère des magistrats, sur l'assainissement de leurs localités respectives!

C'est une histoire médico-hygiénique, indubitable, une simple narration des faits, et non une monographie de cette trop fréquente et mixte affection; dans nos parages, sœurs, peut-être, des maladies caniculaires et annuelles de Rochefort, puisée chez des compatriotes de la banlieue et sous l'ère contemporaine, qui trouve son analogie, sa ressemblance, sa contesture de similitude dans celle, rapportée à la fois de ce mémoire !

La première indication hygiénique que suggéra cet abordage léthifère dans la maison *Martin*, se fut de procéder de suite à l'aérage de l'appartement habité, et dans lequel étaient entassés les malades; d'affaiblir autant que possible le nombre des visiteurs inutiles, de mettre les malades eux-mêmes, les incubataires, s'il y en avait, et les personnes dévouées à prodiguer leurs bons offices, en rapport immédiat avec des projections assidues, d'eaux saturées d'*oxide de chlorure de calcium* ou de *sodium :* empreignés de ces désinfectants, nous conseillâmes l'isolément; parce qu'alors, après toute translation opérée, on avait la certitude, que ces infortunés n'avaient emportés avec eux aucun germe de miasme, et éloignés du foyer de la contagion, par une rue, balayée par le vent nord-est, ils ne restaient plus, sous la dépendance des actions typhiques.

Là, dans ce lieu de deuil, métamorphosé soudainement, en véritable *tombeau*, où l'air était devenu plus tard si respirable, après des ablations répétées, des émanations salutaires, et des soins de prospérité, utilisés sans relâche, nous vîmes et avec le sentiment d'une indicible pitié, le jeune *Martin*, étendu auprès de sa mère, et sur son lit de mort, en proie au *carus typhique,* véritable automate humain, sans mouvement que ceux imprimés, ou qui survenaient sous les formes tétaniques ou carpalogiques, exécutés en masse, frappé de surdité; la physionomie méconnaissable, froide, livide et terreuse; la langue amincie, décolorée; la bouche importunée par une espèce de salive albumineuse, le regard terne, la paupière constamment abaissée, la parole brève à quelques questions adressées; les membres thorachiques d'une raideur cadavéreuse, dans un état d'algidité complet; les ongles violets, le pouls intermittent extrêmement exigu, dont la pulsation était comparable à une toile d'araignée qui heurterait le doigt; au plus léger attouchement des membres thorachiques, rétraction comme chez les hydrophobes ou sous l'action d'un fluide électrique quelconque, comme de la bouteille de *Leyde*, de la pile de *Volta*; par exemple, cette remarque a été faite chez plusieurs épidémies de 1834, spécialement chez la demoiselle *Motard*, de cette ville, fille du jardinier de nos places publiques.

Supination constante, ventre affaissé, mais déjà tendu comme une feuille de parchemin, comprimé, activement, sans manifestation de douleur et de sensibilité naturelle, respiration normale; membres pelviens d'une rigidité surmontable; peau décollée et très-flasque, comme si on maniait de la terre sablonneuse, d'une température ordinaire, attribuée à la grande quantité de hardes qui les recouvraient.

Cette mort annoncée, et déjà acquise sous le souffle expirant de la vie, avait été précédée de tous les caractères cholériques, observés chez les autres malades, jusqu'à la dépression et à la couleur cyanose des orbites, qui ne fut remarquée que chez ce sujet, quelques-uns des autres malades les plus affectés, passés assez rapidement à l'étisie spontanée, comme s'ils venaient d'éprouver une maladie de longue durée, une convalescence laborieuse, avec un pouls misérable, et une céphalagie extraordinairement aigue, démontrée par un visage excessivement congestionné.

Dans ce passage, si rapide de la vie à la mort, faillait-il compter sur des réactions naturelles ou provoquées? La clairvoyance de l'art, prescrivait impérativement de s'abstenir de tous traitements quelconques; mais la jeunesse du sujet, la vigueur dont il jouissait avant cette agression pernicieuse, ne donnaient-ils point à croire, que la nature ne serait pas ingrate aux vives sollicitations de la médecine? 1° vésicatoires aux mollets; 2° frictions générales avec le vinaigre très-chaud; 3° urtication active; 4° apozème de quinquina (le malade pouvait boire avant notre départ), tout devint inutile; la mort, la terrible mort, voulait une victime, elle la fit sous les yeux des agonisants et des amis de la maison!

Ce qu'il y avait de très-attristant dans cette fin prématurée, était, hélas! de voir la pauvre mère, hier cuisinière empressée, aujourd'hui toute rabougrie, se torturant sur le même lit de misère, s'épuisant en violentes nausées et sous l'empire d'un tenesme rongeur, énervée de fatigue, exténuée d'évacuations bilieuses par les selles; voulant conserver la vie, sanglottant dans la crainte de la perdre, s'amarrant à la fugitive espérance, pour se livrer en désespoir de cause, à la garde de Dieu ; déjà toute décomposée d'esprit et de corps, se jettant sans conscience sur le corps inanimé de son fils, ne cessant de lui parler, croyant qu'il vivait encore, lui qui, à peine, avait atteint sa dix-huitième année, venait quasi de rendre son dernier soupir, sous le sein de celle, qui lui avait donné le jour !

§ IV.

Réflexions judicieuses.

Dans cette catastrophe alarmante, qui n'avait à redouter d'une expectation trop prolongée, si le génie de la science n'eût offert sans coup-férir, l'emploi des grands moyens thérapeutiques, pour faire la part à l'événement funeste, qui venait si brièvement d'enlever un sujet, fort et robuste, au milieu d'une existence commençante et fournie de santé ! .

Trois causes occasionnelles, bien établies, et sans argumentation, ont contribué directement et spécialement à développer le noyau typhique dans la maison *Martin :*

1° L'humidité et l'incurie constante de l'habitation ;

2° L'agglomération journalière de cinq individus dans un lieu clos, peu spacieux et fort mal aéré ;

3° Une nourriture vicieuse, habituelle surtout ; l'ingestion démesurée d'aliments indigestes et venteux ;

4° Le relâchement des organes et des tissus, sous l'action de travaux pénibles du corps, auxquels étaient soumis les malades ; ainsi que, probablement, la suppression des fonctions de la peau, par un dévêtement mal entendu.

A ces actions fâcheuses, on peut y annexer les prédispositions individuelles de chaque épidémié, à leur égard, les renseignements nous manquent.

C'est là, dans ce réceptacle contagieux où les miasmes de la malignité, se centralisaient, alimentés indubitablement par un air corrompu, exhalé des couchettes, des lits et des paillasses, qui n'ont, peut-être, jamais vu le soleil, ni passé aux baguettes, saturé de nouveau, depuis l'ingestion du potage aux choux, par des vents et des rapports nidoreux, expulsés discrétionnairement par chacun des malades, déterminés par cet aliment grossier et flatueux, qu'on peut, et à juste titre, placer l'origine du *typhus* et du *choléra-morbus*, qui ont exercé des ravages mortels, au préjudice d'un des membres de cette honnête famille, et auraient été plus loin, si les émanations *chlorurées*, n'eussent sans retard, non masqué l'air pestiféré ; mais neutralisé sans retour, comme sans attaque délétère, le fluide qui fait vivre ou mourir, tout ce qui a droit à une existence végétale ou animale, jusques aux phénomènes de la combustion qui le réclament et ne peuvent s'en passer !

§ V.

Secours médico-hygiéniques administrés militairement.

, Il n'y avait pas de temps à perdre, l'occasion était urgente : il fallait bien concevoir et agir avec toute célérité ; marcher en un mot comme le mal lui-même, qui ne tâtonna pas pour faire éclater le danger et peut-être distribuer la mort chez tous les malades, sans les secours à temps de la science médicale.

Sur ce théâtre d'afflictions, nous nous hâtâmes de seconder les efforts de la nature, en aidant les vomissements par des remèdes actifs, qui furent administrés dans la même nuit et quintuplèrent la diaphorèse critique.... Aussitôt que les remèdes eurent agi par toutes les voies, l'orage *typho-cholérique*, fut conjuré chez la mère et le fils aîné : il ne resta en demeure encore que quelques douleurs d'entrailles, qui n'apportèrent pas obstacle aux désirs de manger.

La convalescence commençait à poindre sous les auspices du retour à l'appétit naturel, lorsque la mort du fils puîné, arrivée dans ces moments d'amélioration débutante, bouleversa cette réjouissance générale, vint de nouveau regreffer le deuil et répandre l'effroi !

Avant notre premier départ, nous avions ordonné de pourvoir à l'isolément et à la translation immédiate des malades dans d'autres lieux, plus exposés au grand air : quel fut notre étonnement, le lendemain, 1ᵉʳ octobre, de voir le cadavre sur son lit d'agonie, éclairé d'un modeste *chaleuil*, suspendu comme une lampe sépulchrale à la voûte d'un tombeau : dans le lit contigu, les deux autres malades : sur une huche, aux pieds de ces derniers, la pauvre mère, étendue et fléchie sur elle-même, se comprimant le ventre, se plaignant du tenesme et renouvelant ses craintes de mourir !

Nous mîmes de suite nous-mêmes la main à l'œuvre et opérâmes incontinent après cette résolution bienveillante, au délogement de ces infortunés ; nous les plaçâmes dans une chambre nouvellement construite et exposée à des courants d'air, par des fermetures, qui n'y étaient pas encore ajustées. Cette condition remplie, après un retard condamnable, nous cherchâmes à remonter l'esprit de ces malades : il fallait des consolations distribuées, toutes aussi efficaces, que les autres moyens utilisés, qui marchèrent de pair avec ces derniers.

Nous leur dîmes avec l'accent énergique d'une franche persuasion : mes amis, on ne peut aller contre les décrets de la Providence ; l'homme sur la terre n'est rien.... Il doit se soumettre aux Arrêts providentiels.... *Pleurs, lamentations, chagrin, inquiétude,* tout est inutile : une résignation absolue est commandée et impérative dans une telle fortuité.... Riches ou pauvres, humbles ou fiers, tous rentrent dans la même barque ! Et comme l'a dit quelque part le sage *Solon :* « L'homme n'est que pourriture, dans sa con- » ception ; une boule d'eau pendant sa vie et la pâture des vers, à sa mort.» A quoi servent donc cette morgue, cette insolence, cette vanité mondaine, ce désir de posséder une grande fortune ? est-ce pour être avare, hautain, dédaigneux et devenir, comme tous, *terre élémentaire !*

Le bonheur n'est que passager ; l'existence qu'un léger météore ; la fortune qu'un caprice du temps ; il faut mourir, soyez donc heureux jusqu'à cette heure dernière ; ne laminons pas notre vie par la convoitise et les regrets ; consolons-nous au milieu de nos nombreuses adversités ; car il faut montrer aux yeux, que nous mourons en philosophe, laissons les remords aux coupables et les véritables regrets aux martyrs.

Depuis le 2 du mois dernier, que l'amélioration se soutient et l'appétit

3

est revenu à son rythme physiologique, il est probable que la convalescence est aujourd'hui acquise, que l'air nouveau, respiré par les valétudinaires, joint à l'observance de tous les préceptes d'hygiène indiqués, préviendront des crises défavorables ou une rechute fâcheuse. — Nous venons d'apprendre à l'instant que les malades étaient en pleine santé.

Tant qu'à la bru, quatrième malade, elle n'a pas été soumise à aucune condition thérapeutique : 1° parce que les accidents épidémiques étaient moins graves; 2° qu'elle se trouvait dans la période débutante de la monstruation.

§ VI.

Nécropsie du jeune Martin pratiquée, le 2 octobre 1838, en plein air.

Sujet méconnaissable, même par M. l'adjoint du maire de la commune, M. *Petit,* son plus proche voisin, présent à l'autopsie; desséchement de tout le corps, comme s'il eut reçu un grand travail de *momification,* dans les sables brûlants d'Egypte; traits du visage profondément altérés; orbites cianosées, les yeux enfoncés comme rapetissés, les pupilles dans l'état normal, ne faisant présumer aucun épanchement au cerveau;

2° Membres thorachiques dans un état de semi-raideur, en opposition avec la période de la vie; doigts dans l'extension;

3° Abdomen déprimé; son pourtour bleuâtre; cette surface tendue comme une peau de tambour, néanmoins sans tympanisation; éjection continuelle de vents nidoreux, avant et pendant l'opération nécropsique;

4° Membres pelviens aussi extrêmement raides, d'une teinte d'un jaune paille, comme toute l'enveloppe tégumentaire; stygmatisée de macules bleues disséminées.

Examen intérieur.

Section d'usage difficile et laborieuse sous le rapport d'une résistance inexprimable du tissu cutané; il semblait qu'il avait été soumis à l'action astringente, d'un fort tannage préliminaire ; couche musculaire d'un rouge violet, divisée aisément par le scapel ; masse intestinale d'un aspect violet-clair légèrement distendu de gaz, et en état de vacuité complet jusqu'à l'anus ; le duodenum, la portion transverse du colon, la portion œsopha-gienne de l'estomac injectée en jaune verdâtre, comme s'il y avait eu épan-chement de bile, principalement dans la région supérieure de la capacité abdominale ; foie très-volumineux, chargé en couleur et très-engorgé ; sa vésicule énormément développée, remplie démesurément d'une bile d'un vert-foncé ; la face concave du foie où est anatomiquement placée, ce réser-voir, offrait l'aspect radiant des champignons vénéneux ; sa contexture or-ganique peu résistante, facile à pénétrer ;

L'estomac très-ample ; ses parois comme amincies, et de la consistance d'un chiffon passé à l'eau ; son velouté dans sa partie supérieure, injectée également en jaune-verdâtre ; son grand cul-de-sac d'un rouge-cuivre-flétri recouvert de matière glaireuse, comme dans l'état physiologique ; la rate molle, flasque, très-engorgée, perméable à l'action des doigts, privée de sa couleur normale et pétrie comme une masse d'argile un peu détrempée ; les gros vaisseaux veineux, gorgés de sang noir et poisseux, etc.

Nous n'avons rien remarqué de sensible ou de susceptible d'appeler notre attention, sur une exploration plus prolongée ; la vacuité des or-ganes creux, en général, se trouvent assez suffisamment expliquée, si on prend en considération, la paralysie des différents sphyncters, survenue dès le début de la maladie, qui a ouvert ces barrières anatomiques et permis alors toutes ces déjections observées ; il manquait pour complément à ces graves désordres, des hémorrhagies par les mêmes voies, puisque la peau n'en avait offert aucun caractère sous la forme pétéchiale-typhique.

Dans cette dernière circonstance, si nous eussions pu nous procurer les instruments nécessaires à compléter la Nécropsie générale, rien n'eut resté à désirer.... Mais cette privation accidentelle et forcée, nous a contraint et à grand regret de ne pas perquisitionner plus ultérieurement, ce qui, pro-bablement, n'aurait pas ajouté aux faits historiques et aux résultats anato-mico-pathologiques consignés ; mais c'eût été peut-être annihiler la chaleu-reuse argumentation de certains polémistes ou de quelques enthousiastes, prosélytes d'un système médico-thérapeutique, adopté *ad mortem*, quand même.... (1) Le meilleur de tous les systèmes en médecine, découverts, soit par les anciens ou les modernes, est celui qui guérit d'après ce principe latin, *tutò, citò et secundè ;* là, il y a philosophie et humanité.

Au surplus, qu'eut offert l'examen de la poitrine et de la tête? rien qui ne soit bien déjà à la connaissance de ceux qui ont pratiqué de pareilles ouvertures de cadavres.

§ VII.

Recherches. — Réflexions à leurs sujets. — Un mot sur la nécessité d'établir des Corbillards ruraux — Conseils.

Comme ces infortunés avaient mangé à leur repas du soir une copieuse soupe aux choux, chacun s'empressa à la considérer comme étant empoisonnée, chacun fit sa version ; les uns prétendaient qu'il y avait eu des crapeaux, des chenilles, des serpents cuits avec les choux ; d'autres attribuaient les désordres survenus à la malfaisance des choux eux-mêmes : rien de plausible encore ; là, on faisait son choix dans l'espace en suivant l'impression de son imagination transportée ou ignorante.... Dans cette analyse des on-dit, il fallut bien en scrutant plus ultérieurement, donner audience à ce vague, à ces hallucinations, à cette croyance absurde, si facile à suggérer à l'inérudit ; (2) mais aussi en faisant la part à ces *fables* coutumières

---

(1) D'ailleurs la vraie médecine ne se fait pas pour soi, c'est pour les malades ; car il ne faut pas plus être homicide de son malade que de son esprit : cette manière de voir est logique et conséquente ; parce que *Harschell*, à l'aide de son télescope puissant, a vu le nouveau monde lunaire, est-ce une raison, pour que notre intelligence ait des optiques physiologiques semblables à ceux des autres, chacun a ses instruments, comme sa pensée, la meilleure est celle qui discerne et juge bien.

(2) A la fin de l'année dernière et au commencement de celle-ci se sont développées des fièvres ataxiques larvées, avec délire et des fièvres pernicieuses céphalalgiques intercurrentes, qui ont particulièrement suggéré dans nos campagnes, des croyances chimériques, en rappelant à des esprits inquiets et déjà en alerte, les temps d'ignorance ou de première barbarie des siècles passés : ces époques nébuleuses et hallucinatives, se sont conservées encore par tradition au coin du foyer domestique, en faisant

de village, il était essentiel de ne pas omettre son intuitif sentiment; après avoir analysés toutes les difficultés des problèmes d'autrui et bien pesé les différentes allégations, qui arrivaient gratuitement de toute part, nous songeâmes avec plus de raison à nous enquérir de la qualité des vases employés à la cuisson de ce prétendu potage aux choux, des différents ingrédients, qui avaient pu aider à sa confection, comme graisse, lard et huile; de la nature et de la qualité des eaux utilisées; aussi de l'esprit bon ou mauvais des hôtes de la maison, les uns pour les autres, ou des personnes du voisinage; sur plusieurs de ces points nous fûmes satisfaits, mais il restait dans cette déplorable circonstance, une lacune à remplir... c'était de voir et lire au grand jour, dans les entrailles de l'infortuné *Martin !*

Après toutes recherches anatomico-légales, suivie et parachevée en présence d'une autorité locale et d'un autre témoin de l'opération nécropsique, nous re-acquîmes de nouveau, que nous avions bien vu et jugé les causes matérielles de cette épouvantable maladie, et apprécié ses tristes et indélébiles résultats; séance tenante et avec empressement de cœur, nous réhabilitâmes l'innocence compromise, par des présomptions accablantes, en nous disant *in pecto,* que l'homme est dangereux et téméraire, quand il n'est pas instruit. (1)

_____

croire et crier au *sortilége !* mais un à propos, militant ces niaiseries populaires, ces absurdités idéales, créées sous l'empire de la peur, conjointement avec une médication appropriée à la nature de ces graves affections, ont éclipsé ces désordres chez les malades et les valétudinaires moraux: hélas! funestes effets de la *superstition* et du fatal *charlatanisme* des *zingares* ou soi-disants *exercistes*, peuple nomade qui ne cessent d'exercer leurs abjectes spéculations et leur vil métier sous les yeux des magistrats et au détriment de la société entière qui, aujourd'hui plus que jamais, en fait appel à la sagesse et à la bienveillance de notre honorable *procureur du roi.*

(1) Nous devons publiquement et bien sincèrement le dire, messieurs les maires, organes de la loi, appréciateurs des art. 77 et 81 du code civil, ne surveillent pas assez les genres de morts qui arrivent dans leurs communes; ils confondent la plupart, les *morts subites* avec celles qui sont le résultat d'une maladie : les premières, dit la loi, exigent quarante-huit heures d'attente ou d'expectation; les secondes, généralement vingt-quatre heures; ces inhumations sont retardées ou accélérées selon les conditions des cadavres, la température de la saison et les influences de l'épidémie régnante. C'est aux gens de l'art, à instruire l'autorité, souvent et trop souvent *confiante* à recevoir et à

Le médecin acclimaté avec de pareilles affections, doit par l'odorat seul, apprécier cette spécialité typhique, comme un chirurgien expérimenté reconnaît l'existence de la gangrène aux premiers pas faits dans une salle de blessés.

Le premier devoir médical et hygiénique qui découle de cette connaissance acquise et auquel il est urgent de souscrire, est,

---

admettre les déclarations des particuliers ou des familles ; elles ne doivent jamais trop hâter ces opérations dernières, à moins d'urgence pour la salubrité générale et bien se rappeler, à n'octroyer de procéder à des inhumations quelconques, sans avoir acquis par la voie d'un médecin la certification de la mort. Car, peut-on bien croire mort celui qui ne donne aucun signe de vie à l'exploration extérieure? La pâleur, la raideur, l'immobilité générale, l'apparente extinction des phénomènes de la respiration, sont-ils des signes indubitables? l'application d'un miroir sur la bouche, d'un verre d'eau sur la région du cœur, la secousse des membres ou de tout le corps, quelques pincements, sont-ils suffisants pour l'admission d'une certitude à cet égard.

Dans certains départements du midi, est-ce par principe de religion? le cierge qui brûle auprès du mort, est présenté flamboyant sous le nez du défunt et pendant quelques instants : ce moyen ingénieux est simple et paraît *très-efficace*, de même que l'utilisation des ventouses ; mais nous donnerions la *préférence* à ce premier auxiliaire, qui ne nécessite aucune recherche, puisqu'il est là, placé cérémonialement et par droit d'usage : d'ailleurs, à quelle chance fâcheuse peut exposer le résultat d'un tel procédé? à une très-légère brûlure, à une irritation éphémère, qui ne réclame aucun soin et satisfait à tous égards aux obligations dues à l'humanité, et constate ce qu'on veut savoir.

Ces expériences banales, si vulgarisées aujourd'hui par les ensevelisseuses du jour, ne sont-elles pas fallacieuses? ne feraient-elles pas dans la société, répandre encore quelques larmes de regrets ; doit-on regarder comme hasardeuse et téméraire surtout, une opération décisive qui laisse dans une *affliction* si légitime, quelques consolations dans l'âme!

Dans les grandes villes, à Paris, par exemple, des médecins sont attachés à ce service, ils apprécient et constatent le décès : aussi aujourd'hui n'entend-on plus parler des personnes qui aient été enterrées vivantes, comme l'histoire nous en a transmis d'effroyables peintures ; on frémit d'horreur, quand on se souvient, que pour soutenir la vie, des sujets ensevelis dans les entrailles de la terre, se sont antropophagés leurs propres chairs, pour enfin expirer seuls, dans l'asphyxie souterraine !

C'est là, dans ce deuil, dans cette pénible mission qu'il faut rechercher avec soin s'il existe encore quelques traces de la vie! Un commencement de putréfaction abdominale est un acte authentique de certitude de mort ; si ce phénomène n'est pas de la partie, ne cédons pas à l'illusion, recourons à

1° L'assainissement de la localité, d'une manière générale et particulière; (1)

2° L'isolement des malades, et des bien portants de ceux-ci, placés autant que possible dans des endroits larges, élevés et bien aérés, à défaut de logement *ad hoc* pour l'infortuné prolétaire, imiter la conduite de l'immortel *Pringle,* élever une tente en plein champ et l'y placer;

3° Agir énergiquement sur le moral, le réforciller, y entretenir l'espérance et en bannir toute impression de peur;

4° Ravitailler l'estomac par l'usage modéré d'une nourriture saine, composée de viandes fraîches, entremêlées de végétaux farineux et d'un peu de bon vin généreux, le stomachique d'*Asclépiade;*

5° Observer dans le linge et les vêtements du corps, une excessive propreté, ne pas négliger l'usage des bains généraux, locaux ¡et légèrement savonneux;

6° Se dispenser, autant que faire se pourra, de se livrer au curage des étables à brebis, à lapins, à cochons; à relever des produits végétaux, des tiges et feuilles de pommes de terre, abandonnées à la fermentation dans les or-

---

l'auscultation ; avec ménagement, aux taillades pratiquées à la plante des pieds, à l'intervention du feu, à la cire à cacheter en fusion, répandue çà et là sur l'enveloppe tégumentaire, la région du cœur et à l'acupuncture sur des filets nerveux.

Enfin, s'il s'agit d'un sujet retiré des ondes, de la corde strangulatoire, de l'asphyxie par l'hydrogène sulfuré ou l'acide carbonique, et que la saignée ait été pratiquée, on ne négligera pas d'un seul instant; la surveillance de la veine ouverte, pendant tout le temps d'expectation; ou placera auprès de l'infortuné, une personne probe, délicate, dégagée d'affaires d'intérêt avec le prétendu mort ou sa famille, pour observer et rendre compte immédiat des phénomènes essentiels, qui pourraient survenir, afin que, s'il y a possibilité, on puisse retenter le rappel à la vie. S'il nous était permis, sans crainte de blesser l'amour-propre ou de compromettre la réputation de certaines personnes, nous transmettrions sous les yeux de nos compatriotes, des faits véridiques qui paralysent l'âme, en prouvant l'inattention coupable des gens de l'art, l'inhumanité et la vénale spéculation des autres, en un mot, l'impéritie de tous! (La commune de Balzac, restera long-temps mémorative de l'an 1819!)

(1) Les maîtres de pensions et d'écoles doivent avant l'entrée et après la sortie des élèves, aérer les classes, ventiler les angles de l'appartement, si quelque méphytisme y domine, recourir à des aspersions chlorurées, surtout en temps épidémique.

nières communales ; à retirer des fleuves ou des eaux stagnantes des chanvres mis au rouissage ;

7° *Enfouir* à de grandes profondeurs, les animaux morts et surtout d'épizootie, ne pas souffrir autour des habitations, des immondices ou des défécations, assigner des endroits pour les recevoir, à cinquante toises, comme le prescrit la loi ou ces dernières dans des fosses *intrà clausum* affectées à cet usage et recouvertes. Consultez à cet égard les paragraphes de l'art. 471 du code pénal.

En temps de dyssenterie épidémique, les épidémiés doivent avoir des siéges à part, et par intervalles projecter dans les fosses d'aisance de la chaux vive.

Ces mesures sont de la plus haute importance dans leur exécution, surtout en temps d'épidémie, le magistrat doit y voir par lui-même, et sa clairvoyance, journellement éclairée, par les démarches assidues du garde-champêtre et par la police, dans les autres lieux :

Le médecin, dans des cas de ce genre, aussi graves et ou des omissions deviennent si souvent préjudiciables à ses semblables, ne doit pas s'occuper seulement des malades, mais de ceux qui peuvent le devenir naturellement ou par incurie ; sa mission toute médicale est d'alléger ou guérir la souffrance chez l'un, comme de sustenter l'esprit et de prévenir la maladie chez l'autre.

Ces braves gens de la campagne, nos véritables pères nourriciers, qui ne sont pas initiés dans les secrets de la science, (1) vont aux caprices de leur imagination servile et routinière, s'abandonner à la pratique de leurs bons aïeux, mais moins sages qu'eux, ils oublient l'urgence et la nécessité ; ils ne savent pas, qu'en croupissant dans la malpropreté et vivant dans les écarts, ils se prédisposent aux désordres de l'épidémie, et qu'ils en sont les premiers tributaires !

Pourquoi, ce peuple cultivateur, occupé sans relâche, à labourer la terre, à la rendre fertile pour alimenter nos cités, ne prendrait-il pas part

---

(1) Loin d'avoir baisé la fille d'Hippocrate à la bouche, comme l'a dit, il y a fort long-temps dans une polémique littéraire, un *nec plus ultrà* de cette ville, courtisan re-haussé.

à notre bienveillante sollicitude, et l'autorité ne le dédommagerait-elle pas d'une initiative rémunératoire, en gratification de services si essentiels qu'ils rendent à la société entière, ils sont inappréciables ces services; s'ils étaient payés par les mains de Dieu, ce peuple bienfaisant, ne devrait jamais avoir connu la souffrance ni la maladie.

Mais l'homme plein d'instruction, doué de cette clairvoyance philantropique, doit-il lui refuser son assistance, ses secours, ses lumières, son génie? La science de la médecine a rempli à son égard toutes ses obligations, et les remplit tous les jours ; mais il appartient à la première autorité de ce département, de suivre le même itinéraire de bienveillance, de pourvoir à cette lacune depuis des siècles reconnue inhumaine ; si la ville a vu la nécessité impérative d'établir un *corbillard,* pour soulager les citoyens de la cité, en leur évitant de répondre à des corvées pénibles et dangereuses pour la santé générale; le cri du villageois a de l'écho et doit faire parler nos consciences! Si la spéculation, a fait creuser des routes départementales, a rétabli dans un ordre parfait et commercial toutes ces voiries; la philantropie préfectorale, doit compenser ses sacrifices, ses travaux de coopération sans indemnité, à ces opérations annuelles et périodiques, ses charges, qu'il paie au profit du gouvernement, le dédommager enfin, en prescrivant aux chefs des différentes communes, le *besoin* indispensable d'avoir à leurs dispositions respectives, un *corbillard* pour le service des inhumations: les lois sanitaires le demandent et le veulent; cet établissement est de toute urgence, il ne sera pas onéreux ni à la charge départementale, à moins toute fois, qu'il n'y ait des communes trop indigentes, pour subvenir à ces minimes dépenses; alors l'humanité ordonne, de travailler en masse à cette œuvre sanitaire. Le *corbillard,* sera donc acheté et entretenu à l'aide de centimes additionnels, ou par une société en commandite, jusqu'à libération finale, à la charge de recevoir une somme de. ... pour chaque translation à l'église et au cimetière..... (1) Le sacristain de la paroisse aura à sa disposition dans

---

(1) Des considérations morales et de salubrité publique parlent assez hautement dans l'ère contemporaine, pour éveiller l'attention du magistrat et de ses administrés, sur la localisation des cimetières communs, bien loin, aujourd'hui, d'être à leur place de prédilection; la plupart encore au

4

nn local approprié, dans la maison curiale, ou partout ailleurs un cheval qui, comme son maître, vivra en capucin, des générosités annuelles de ladite commune; car en donnant, comme d'usage, un peu de lard, quelques mesures de grains pour le maître, on pourra bien augmenter l'aumône libérale, en ajoutant un peu de fourrage pour sa bête; au surplus, il est assez rare qu'à la fin de l'année, les fonds communaux soient absorbés, à moins toutefois de dépenses imprévues ou éventuelles, ce qui n'a pas lieu tous les jours; dans cette hypothèse, comme il y a un excédant, le versement doit en être fait au trésor, mais il nous semble qu'il est facultatif aux

pourtour des églises et au milieu des bourgs, spectacle permanent de consternation et de vifs regrets pour tous; le fils dans le cœur duquel ne s'efface jamais la douleur de la perte de son vénérable père, revoit-il sans avoir les yeux inondés de larmes, le tertre mobile qui recouvre les cendres de ces restes précieux! un ami s'afflige aussi par ce souvenir, que le regard porte au fond de son âme! à son tour, cette mère inconsolable, réveillée par l'image d'un morne tombeau, dilate sa souffrance et répand de nouveaux pleurs! Pourquoi ce lieu de paix est-il donc éclairé par le soleil, profané par des regards indiscrets et reste-t-il le théâtre des plaisirs!!!

Le législateur a résolu la grande question *morale* : écoutons l'objet de ses méditations. « L'art. 17 » du décret du 23 prairial an 12, observe M. *Léopold* (d^re cité) charge les autorités locales de veiller » à ce qu'il ne se commette aucun désordre dans ces lieux, ni qu'il ne s'y passe aucun acte contraire » au respect dû à la mémoire des morts. »

« Ainsi, continue-t-il, les maires de chaque commune doivent faire tenir clos de murs, ou au » moins entourés de haies, les cimetières; empêcher que les animaux, les bestiaux ni entrent, ni » qu'on y vende des denrées et marchandises, et qu'on y *établisse* des *fêtes*, des *jeux* et des *danses*. »

Que de magistrats seraient en contravention avec cette loi bien morale, que d'administrés auraient à se plaindre de cette profanation tolérée, même non loin de nous : par exemple, dans les communes d'Asnières, Marsac, Vindelle, etc., etc., etc.

Le voisinage trop rapproché des cimetières, ou les cimetières au milieu des habitations, ne peuvent-ils pas altérer l'air en le rendant pernicieux? Si le terrain et la température chaude d'un été brûlant sont favorables, ne peut-il pas s'exhaler des fosses, que trop souvent peu profondes, non-seulement des gaz délétères à la santé générale, mais ceux-ci s'échappant du cadavre et se filtrant à travers les ouvertures ou fentes de la terre, se combiner chimiquement avec les éléments de l'air que nous respirons, produire ces *lueurs phosphorescentes*, ces *feux-follets*, ces *prétendues laves des morts*, ces *revenants imaginaires*, qui stupéfient paniquement encore aujourd'hui les trop crédules villageois, en ne le dissuadant pas que les morts, sont réellement morts.

communes d'utiliser ces fonds là, à leur avantage, pourvu qu'elles produisent en temps opportun, un état récapitulatif et consciencieux : eh! que peuvent demander les organes du gouvernement, si la distribution des fonds qui lui étaient prédestinés par leur nature, ont resté en caisse pour un but d'amélioration et de salubrité publique? Si les propriétés restent incultes ou que les contribuables meurent, qui acquittera l'impôt?

Il serait à désirer que messieurs les maires de chaque localité, et dans l'intérêt spécial de leurs administrés indigents, fussent autorisés à garder en caisse ou qu'on leur allouât conditionnellement jusqu'à concurrence d'emploi justifié, une somme approximativement fixée.... pour payer les remèdes nécessaires à ces malades, ou avec laquelle ils pourraient les faire soigner dans un hôpital du chef-lieu ou le plus voisin de leurs demeures, le cœur saigne, lecteur, quand on songe et on voit sous ses yeux l'ouvrier sans travail, le misérable cultivateur, poursuivi par l'adversité et rongé par la dernière des misères humaines, sans consolation et encore moins sans secours des personnes opulentes de ses contrées ou de l'autorité. Succombent-ils sous le poids de la détresse et de la maladie, pas de pain à leur gîte, pas d'argent pour se procurer un modeste cercueil!...

Aujourd'hui que le phare de la science éclaire le monde; que ses bienfaisantes lumières vont jusque dans les immenses déserts de l'Afrique, instruire les Arborigènes de cette zone brûlante, et répandre la civilisation française; comment se fait-il qu'elles n'aillent pas jaillir dans nos fertiles campagnes, éclairer le magistrat villageois, (1) lui faire connaître, combien ces habitudes de l'ancien temps, de porter sur leurs épaules, les morts à leur dernière demeure, sont contraires à la santé générale, surtout durant les phases d'une épidémie régnante; il suffit qu'un individu déjà prédisposé, soit sous le rapport de son tempérament, de sa pénurie, de ses écarts dans les règles de l'hygiène, la contracte par les inspirations fréquentes de ces émanations cadavéreuses, pour qu'à son tour, il la colporte indistinctement partout, jusque dans le sein de sa famille!

(1) Nous pouvons le dire et le constaterons par un rapport en forme ; car c'est sous les yeux de tous, que ces scènes affligeantes se déroulent journellement et même dans notre ville, pas de commisération pour ces infortunés !

Vous les voyez, ces infortunés cultivateurs, retirés à la hâte de leurs travaux, se rendre à ces attristantes cérémonies, parcourir des lieues entières, chargés de ce foyer de contagion, écrasés de fatigue, haletant de sueur, énervés par les besoins pressants de la faim ou de la soif, sous l'action de la pluie froide, comme d'un soleil brûlant, ouvrir à leur insçu, leurs pores à la souffrance et que trop souvent à la mort! Il appartient donc à la sagesse du premier administrateur, d'appeler sans sursis, l'attention des magistrats ruraux, sur l'objet de cette création bienveillante et toute sanitaire, en motivant pour point de départ, que les lois de salubrité publique, (1) sont là, ici dans le cercle des hommes, qui attendent leur promulgation, et mieux encore, leur inamovible application.

Si ce peuple, les héros de l'agriculture par sa destination originaire, nous rappelant le délassement des empereurs et dictateurs de Rome, doit lutter nuit et jour contre toutes les influences atmosphériques, s'alimenter de la nourriture la plus grossière, se désaltérer de la boisson la plus inférieure, s'imposer des milliers de privations pour se mettre à couvert et se nourrir, c'est-à-dire posséder un toit et un modeste morceau de champ, n'est-il pas en droit de réclamer notre reconnaissance, d'exciter notre dévoûment et d'exiger tout de nous !

Les sacrifices doivent partir de tous les points, pour se centraliser au même but, et prouver irrévocablement que l'humanité doit être servie la première ; ce serait déroger à son droit que de dédaigner son appel.

---

(1) Un des premiers points de la police, dans chaque commune, dit **M.** *Léopold*, est de prévenir les épidémies, les épizooties, les maladies contagieuses, par la salubrité de l'air.... (Dict^{re} de police.)

§ VIII.

Souvenir. — Réflexions. — Observations.

« Et j'instruis les paysans du village, et les heures
» Que je passe avec eux sont pour moi les meilleures. »

LAMARTINE.

Ce n'est pas sans éprouver l'émotion du contentement et de la joie, que notre mémoire encore assez récente ; nous fait souvenir de notre entretien amical avec ces bons villageois de Lavallade, réunis en famille sous l'antique ormeau du lieu, tous empressés à recueillir nos conseils, les regardant comme dictés par leur vénérable pasteur, nous rappelant l'auditoire du pauvre *Pierre de l'Hôpital, saint Louis*, racontant ses malheurs et ses fautes. (Physiologie des Passions.)

Nous exhortâmes ces infortunés d'abandonner leur trop funeste habitude, de porter comme d'usage, les morts à leur asile terrestre ; de renoncer pour toujours à cette coutume de l'ancien temps, trop vicieuse et susceptible d'entraîner tant d'accidents à sa suite, surtout en temps d'épidémie, ou quand les sujets ont succombé à des maladies de mauvaise nature, ou qu'il y a eu *ouverture* du *cadavre;* dans pareil cas, il était plus convenable de procéder à cette dernière opération avec des brancards, mieux encore, avec un *charriot;* le plus de s'éloigner du mort, n'était que favorable, d'ailleurs ce n'était pas là manquer aux dogmes de la religion et à ses devoirs de *chrétienté*, que d'en agir avec la sagesse de cette précaution : au surplus, leur dîmes-nous, si un jour il en advenait quelque châtiment, nous nous déclarerions seuls, coupables de la sévérité et de la justice divine.

A cette allocution, la paix du cœur fut de la partie, chacun mit à profit nos conseils bien philosophiques, et, en société, souscrivirent à cette attristante cérémonie, après s'être aspergés de l'eau chlorurée, préparée à cet effet, nous en étant servi nous-même, pendant le temps de la *nécropsie* et projeté une grande quantité sur le cadavre et ses enveloppes ; car a dit un certain adage : « Vaut mieux faire trop, que pas assez. »

Nous avons donc payé notre dette à la société, en n'omettant aucune des conditions qu'elle eût été en droit de réclamer si nous eussions été retardataires ou fautifs à produire cette publication.

Nous revenons au résultat de l'autopsie cadavérique, et faisons remarquer que si la peau du bas-ventre eût été dans son état de laxité, comme on l'observe en général dans les fièvres ataxiques et adynamiques et dans le typhus proprement dit, qui n'est absolument que le mariage de ces deux dernières à leur *sommum* de gravité, avec lésion fonctionnelle du cerveau ; certes, ces parois non condensées, auraient cédé à l'action du météorisme, produit ordinaire de la fermentation putride ; mais dans cette circonstance, à part la paralysie des sphyncters, il y avait un *sui generis* morbide, évident pour nous et occulte pour des antagonistes de la vérité, que le temps décélera plus tard en faveur de la science qui tire parti de tout, de nos divagations à la mode, comme de nos erreurs continuelles ; au surplus, comme l'a dit le franc parler de J.-J. *Rousseau :* « La science qui instruit et la méde-
» cine qui guérit, sont fort bonnes sans doute; mais la science qui trompe et
» la médecine qui tue, sont mauvaises : apprenons donc à les distinguer. »

OBSERVATION

SUR

UN CAS DE TYPHUS ATAXIQUE,

Développé sur trois sujets et arrivé à sa dernière période, méconnu dès son début et par conséquent mal traité dans ses phases.

Guérir est tout.

Le 6 janvier 1835, le typhus ataxique était localisé dans l'étroite et insalubre demeure de *Chabot-Féti*, propriétaire-cultivateur au Grand-Venat, commune de St.-Yrieix, des soins médicaux avaient été donnés, a-t-on dit, pendant l'espace de trente et quelques jours : l'exaspération des accidents était arrivée à son *apogée* d'acuité adynamico-ataxique, les malades étant ensevelis dans le sommeil carotique le plus profond. Dans cette anxiété bien naturelle, nous fûmes appelés par les plus proches parents, à la date précitée, pour être le médiateur de ce fléau et des agonisants.

Rendu dans cette étable d'*Augias*, dont le méphitisme de l'air *intrà domum*, nous rappelait la *Grotte du Chien*, où régnaient ensemble le désordre et l'incurie, la part de la mort fut faite.... La fille, âgée de quatorze à quinze ans, atteinte des mêmes caractères de maladie, dessinée par une *parotidite* au bubon *extrà syncraniem*, énorme, succomba six heures après notre arrivée; la mère, quasi sur le même lit et les mêmes rideaux, en proie au *carus typhique*, ne vit pas, quoique sous ses yeux, l'extinction de cette vie si précieuse : elle-même rappelée à une nouvelle existence par le traitement anti-épidémique général, on lui apprit le fatal événement; eh! mon pauvre mari, s'empressa-t-elle à dire, est-il mort? qui luttait lui-même contre de violents paroxysmes de la même nature. Pour détruire les déchirantes angoisses de cette infortunée, échappée au naufrage épidémique par le rédempteur de beaucoup d'autres épidémiés de 1834; il fallut que la voix mourante de cet homme squelette, trébuchant sur le bord du tombeau, vînt avertir qu'il vivait encore; dans cette déplorable circonstance, nous eûmes de suite recours à l'isolément des malades et à l'assainissement de la localité.

Durant l'épidémie de 1834, feu *Girard*, du Lageac, commune de Fléac, offrit également cet engorgement glandulaire, *paratidite*, dans les phases typhiques; mais appelés trop tard, notre traitement anti-épidémique général, ne fit qu'éblouir, éphémèrement, les contemplateurs de ce combat anti-physiologique; dès le lendemain, quoiqu'entouré d'espérance, le malade avait cessé de vivre. A l'appui de notre narration bien clinique, nous devons citer ou faire revivre cette particularité, ou à propos authentique, d'un témoin irrécusable.

Nous sommes encore mémoratif que M. le maire, qui est ce témoin, digne et honorable magistrat de la localité, proche voisin de cet infortuné, prit part à l'illusion du *moins mal* obtenu, puisque dans l'enthousiasme de la satisfaction, il nous dit *coram populo*, « quoiqu'il est trop tard, dites-vous, mon cher docteur, vous le retirerez de là!.... »

Voilà un autre fait qui ne vient pas de Pékin ou de la Cochinchine :

Marchesson, dit Roi-de-Pique, propriétaire au bourg de Vindelle, atteint au mois de juin 1834 de la maladie épidémique, compliquée d'une *parotide*, menaçant de suffocation par strangulation, tombé dans une prostration inquiétante, déjà travaillé par des secours médicaux impuissants, nous fit appeler pour tailler ou sectionner cette tumeur, sur le champ même : sa voix était en défaut, pour nous exprimer ses douleurs et son appréhension de rentrer dans le néant; il se voyait, disait-il, homme mort, et ses larmes nous peignirent ses regrets.... Montre à la main, nous lui assurâmes un prompt soulagement à ses souffrances et une guérison rapide, s'il se soumettait à nos avis; le traitement anti-épidémique général, reparut sur la scène et fit justice, sans appel, de cette affection, sans désordre qu'à la bourse, par résolution complète, le quatrième jour.

Lecteur, fais parler les localités ou prête l'oreille à l'écho villageois!

(Extraits d'un mémoire manuscrit, relatant l'exposé précis de l'épidémie *typho-dyssentrique* de 1834, et des moyens *médico-hygiéniques* employés avec succès avérés, etc., etc.)